DIRE

DE MM. F. LARGET & CIE

A L'ENQUÊTE

OUVERTE SUR LE PROJET DE CONSTRUCTION

D'UN NOUVEAU

PONT FIXE A ROUEN

—◦◦◦◦◉◦◦◦◦—

1868

—◦◦◦◦◉◦◦◦◦—

ROUEN

IMPRIMERIE MÉGARD ET Ce

Rue Saint-Hilaire, 136

DIRE

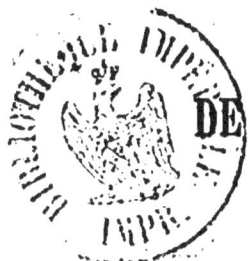

DE MM. F. LARGET ET Cie

A L'ENQUÊTE

OUVERTE SUR LE PROJET DE CONSTRUCTION

D'UN NOUVEAU

PONT FIXE A ROUEN

Sur les trois projets soumis à l'enquête, celui du pont vis-à-vis du boulevard Cauchoise semble réunir si peu d'adhérents, que nous croyons devoir l'écarter tout d'abord, et restreindre nos observations aux deux projets de pont fixe à la place du pont suspendu, ou vis-à-vis de la rue de l'Impératrice.

L'un ou l'autre de ces projets a pour but de suppléer au pont de pierre, devenu notoirement insuffisant par l'immense circulation entre les deux rives, et il serait superflu de s'étendre sur son utilité, la nécessité en étant unanimement reconnue ; chacun de ces projets réalise donc le but que l'on se propose d'atteindre : l'ouverture d'une grande voie nouvelle qui doit faciliter

les communications entre la ville et le quartier Saint-
Sever et les communes industrielles qui nous environnent. Si l'un des deux projets, celui du pont de la
rue de l'Impératrice, doit être repoussé, c'est parce
qu'il sacrifie, pour son exécution, des intérêts d'un
ordre bien plus élevé encore que ceux qu'il est appelé
à satisfaire, tandis que l'exécution du projet du pont
suspendu est appelé à rendre identiquement les mêmes
services, mais en respectant ce qui, dans toutes les
grandes villes du monde, serait considéré comme la
plus précieuse richesse d'un pays : un port et les intérêts immenses qui s'y rattachent. C'est ce que nous
allons essayer de démontrer.

La longueur totale des quais de Rouen, accostables
sur les deux rives, est de 1,700 mètres environ,
dont 1,050 du côté de la ville, et 650 du côté de Saint-
Sever. Ces quais forment un bassin d'une longueur
moyenne de 900 mètres ; et de l'aveu même de tous
les étrangers qui le visitent, le port de Rouen se trouve
être un des plus beaux ports de rivière du continent.

Sur ces 1,700 mètres, il faut en retrancher, comme
non valeur et comme pouvant à peine être utilisés,
à cause du flot et de l'état déplorable de cette partie des
quais, les 450 mètres qui s'étendent de l'abreuvoir
Cauchoise jusqu'au Champ de Foire. Il nous reste

donc, de place utile, 1,250 mètres de quai, avec des profondeurs d'eau variant de 2 mètres à 5 mètres à la basse mer. C'est sur ces 1,250 mètres que le projet que nous critiquons vient nous enlever près de 700 mètres de quai, c'est-à-dire l'espace compris entre le pont suspendu et l'extrémité des culées du pont projeté en aval. Ces 700 mètres, que l'on viendrait couper en plein drap à même notre bassin, forment justement la section la plus profonde du port ; et en raison de cela elle est toujours affectée aux navires d'un grand tonnage. En effet, c'est là seulement, depuis la rue de l'Impératrice jusqu'au pont suspendu, que nos grands navires trouvent, aux plus basses eaux, un mouillage sûr de 4 à 5 mètres de profondeur, tandis que partout ailleurs et même immédiatement en aval de la rue de l'Impératrice, ils échouent à 3 mètres.

Les défenseurs du projet que nous combattons disent qu'ils ne détruisent rien, qu'ils n'amoindrissent même pas notre bassin ; ils coupent le port en deux, c'est vrai ; mais les 200 mètres nécessairement pris sur le quai pour établir le pont et ses dégagements se trouvent compensés : 1° par la suppression des cales Saint-Eloi et de la chaussée à Saint-Sever ; 2° par le déplacement de certains services qui se trouvent actuellement dans le bassin maritime et que l'on reporterait plus haut, dans la partie comprise entre le pont projeté et le pont suspendu.

Les services ainsi déplacés seraient ceux de Seine et Tamise, de la Bouille, et le service Larget, de Rouen au Havre. Voilà, avec les 70 ou 80 mètres de cales supprimées, les moyens à l'aide desquels on compense les 200 mètres sacrifiés pour, la construction du pont. Soit!

Mais le pont de la rue de l'Impératrice, construit suivant le plan soumis à l'enquête, ne prévoit ni pont-levis ni pont tournant qui puissent donner passage aux navires venant de la mer; il réduit donc le port maritime dans des proportions considérables et le ferme à tout jamais à la hauteur de la rue de l'Impératrice.

Quelle compensation trouvera-t-on à ces 600 ou 700 mètres de quai, qui désormais ne seront plus accessibles à nos navires ? A quel usage affecter ce bassin fermé qui se trouverait entre le nouveau pont projeté et le pont suspendu? Voudra-t-on dire qu'il est utilisé parce que vous y aurez placé le bateau de Bouille, Seine et Tamise, service Larget; au lieu et place de 30 à 40 navires qui souvent ont trouvé à s'y loger ? C'est une dérision.... Et si l'on n'a pas d'autres compensations ni d'autre usage à faire du bassin, cela équivaut à dire que l'on supprime, que l'on détruit une grande partie du port ; or, il nous semble logique que dans ce cas, une nouvelle enquête doive s'ouvrir et que le public soit appelé à soumettre ses observations sur la question de savoir *si le port de Rouen doit être ou non conservé.*

En effet, quand on aura fermé à nos navires ce qui constitue aujourd'hui le vrai port de Rouen, c'est-à-dire la partie comprise entre le pont suspendu et la rue de l'Impératrice, notre port sera notoirement insuffisant, et alors où les navires iront-ils accoster? En aval du futur pont de l'Impératrice.... il n'y a pas d'eau, depuis cinq mois les navires y échouent à 2 m 50 !!! Jusqu'en aval de la cale Saint-Eloi, le quai est assis sur le sol naturel et rend impossible le moindre draguage. Entre la cale Saint-Eloi et la cale Cauchoise, il restera la place de 7 ou 8 navires, mais il y a là encore plus de 2 mètres d'eau de moins que dans la partie du port que l'on veut supprimer ; une grande partie des quais du côté de Saint-Sever est absorbée par le service des Docks, par les charbonniers qui desservent les usines à gaz et les établissements industriels du quartier, et c'est à peine si en dehors de cela on trouvera place pour 8 ou 10 navires du commerce général.

Dans cette situation, c'est donc lutter contre l'évi-

dence que de venir prétendre que la partie des quais
ainsi supprimée ne modifiera en rien la situation de
notre bassin.

Peut-être, dans un temps donné, cherchera-t-on un
autre emploi à cette partie comprise entre les deux
ponts. Lorsque l'expérience aura démontré que le
commerce maritime n'en saurait tirer aucun profit,
nous y verrons sans doute installer des bains chauds
et froids, à l'instar des bains Vigier et des bains du
Pont-Neuf à Paris!!!

Les bateaux à laver y trouveront aussi une place
commode, à la grande satisfaction de nos ménagères ;
mais, encore une fois, ces quais seront perdus pour le
commerce.

Voici d'autres arguments mis en avant pour justifier
le projet du pont en face la rue de l'Impératrice :

« Si notre port offre si souvent des vides aujour-
« d'hui, c'est parce qu'au lieu de recevoir de petits
« navires de 55 à 60 tonneaux, nous n'en recevons
« plus maintenant que de 600 tonneaux ; et l'activité
« avec laquelle on les décharge rend inutile un si
« grand développement de quai, etc., etc. Et puis main-
« tenant la part des chemins de fer est faite dans le
« trafic des marchandises venant de la mer. Pourtant,
« s'ils devaient nous en prendre encore un peu, il y a

« des limites qu'ils ne pourraient dépasser. Voilà un
« résultat heureux pour notre place, etc., etc. »

On en conclut nécessairement, d'après ces résultats
si heureux, que nos affaires ont tellement prospéré,
que le port est devenu trop grand, qu'il est désormais
inutile de lui conserver ses proportions actuelles ; et on
est si certain de ces prévisions funestes, que le pont
fermera éternellement le passage, sans même per-
mettre la réparation d'une erreur possible au moyen
d'un pont tournant ou d'un pont-levis.

On dit que nous ne recevions autrefois que des navires de 55 à 60 tonneaux, et qu'aujourd'hui nous
n'en recevons plus que de 600 tonneaux. C'est une
erreur. Les navires de 55 à 60 tonneaux nous re-
portent vers le déluge, et ceux de 600 tonneaux nous
porteraient vers un âge d'or que nous n'osons espérer ;
il n'y a pas cette différence ; on accuse pour le passé
le tonnage des navires à la jauge officielle, tandis que
pour le présent on accuse le tonnage des navires en
lourd. La capacité moyenne du navire venant à
Rouen aujourd'hui peut être estimée en lourd à 300 tonneaux environ. Ce chiffre redressé, nous acceptons
l'observation, et nous disons que, les navires étant
plus grands et plus forts, l'argument est pour nous,
puisque la partie du quai que nous voulons conserver,

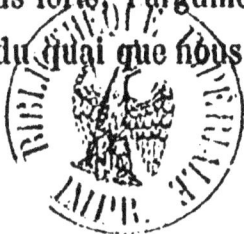

et dont on veut nous priver, est justement celle-là où il y a plus d'eau et où ces mêmes navires peuvent trouver seulement un mouillage suffisant. Veut-on dire, parce que ce sont des navires plus grands, plus forts, qu'ils tiennent relativement moins de place en longueur sur le quai ? C'est encore là une erreur que repoussent la pratique et la raison. Un vapeur comme le *Dublin,* par exemple, qui porte en lourd 675 ton-neaux de charbon, occupe une longueur de 65 mètres sur le quai ; mais, sur cette même place de 65 mètres, on mettra *quatre voiliers* portant en moyenne 250 tonnes chacun, soit ensemble 1,000 tonnes ; ils seront placés en deuxième, on travaillera aux quatre navires à la fois, tandis qu'avec le *Dublin* on ne peut ni mettre de navire ni travailler en deuxième.

Le dernier argument que nous avons cité de nos adversaires mérite une attention toute particulière ; il appelle la discussion sur un point qui intéresse notre ville au plus haut degré, et nous sommes heureux que l'occasion se présente d'en faire justice.

On se flatte que, depuis dix ans, notre commerce maritime est resté stationnaire !!! Pourquoi station-naire?... Alors que les ports qui nous environnent, Dieppe, Fécamp, le Havre, Honfleur, ont pris un dé-veloppement considérable et sont en grande prospérité?... Est-ce que depuis dix ans, comme on le dit, nous ne sommes pas aidés puissamment par les travaux de la basse Seine?... Notre port n'a-t-il pas des débouchés par ses chemins de fer, par son fleuve et les canaux qui y convergent?... Pourquoi donc sommes-nous restés stationnaires au milieu de cette prospérité croissante des autres ports nos voisins, que la nature et les travaux du génie moderne n'ont certes pas favorisés comme nous?...

Nous sommes restés stationnaires, parce que nous sommes victimes, de la part de la Compagnie de l'Ouest, d'une politique, d'une tactique contraire à tous les principes d'équité et de justice. Cette politique consiste à porter pour *rien* la plupart des marchandises venant de la mer pour l'intérieur ou pour l'exportation, et réciproquement, dans le parcours de Honfleur, du Havre, de Dieppe et de Fécamp *à Rouen*. Voilà pourquoi notre port est souvent vide et pourquoi on discute aujourd'hui, à propos du pont, l'utilité de nos quais, quand ceux des ports nos voisins ne suffisent plus, et qu'à l'heure où nous sommes, on compte par vingtaine de millions et par milliers d'hommes l'argent et les bras employés à leur creuser de nouveaux bassins!!! La décadence de notre port n'est donc pas l'œuvre d'un progrès qui s'est accompli et qui a porté ailleurs notre

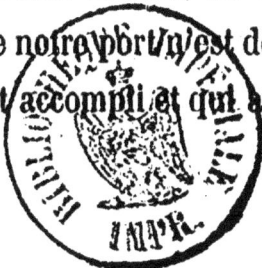

trafic. C'est seulement l'œuvre d'une injustice et d'un monopole qui s'exerce d'une manière arbitraire à notre détriment. Si nous sommes dans le vrai, et si telle est la cause de cette décadence momentanée, pourquoi, avant de détruire et de sacrifier une partie du port, ne pas provoquer et ne pas attendre le redressement des abus dont nous nous plaignons et dont nous sommes les victimes?

Ces abus, ils sont signalés chaque année à la tribune par une parole éloquente, celle de M. Pouyer-Quertier, qui ne se lasse pas d'appeler l'attention du gouvernement et du Corps législatif sur ces tarifications injustes pratiquées par les chemins de fer pour déplacer les industries et favoriser tel port au profit de tel autre, etc., etc.

Un jour viendra sans doute où la lumière se fera sur ces combinaisons machiavéliques des compagnies ; et ce jour-là, quels regrets n'aurions-nous pas d'avoir sacrifié même une faible partie de ce splendide bassin que sa prospérité nouvelle rendrait insuffisant?

Les partisans du projet que nous combattons, loin de faire participer notre ville aux bienfaits du progrès dont jouissent d'autres cités rivales, nous reporteraient vers les temps primitifs, où les navires, privés de quais, se tenaient au milieu de la rivière pour décharger sur

des gabarres. Au lieu d'avancer, nous reculerions. Il
faut d'ailleurs convenir que nous aurions peu de chose
à faire pour en revenir au niveau de ce qu'étaient nos
pères il y a cent ans. En 1785, ils avaient déjà
230 toises de quai.

Remarquez combien ils avaient su en choisir la place
avec habileté et intelligence, puisque ce sont ces par-
ties-là mêmes de nos quais, construites dans l'autre
siècle, qui offrent aujourd'hui la plus grande profondeur d'eau, et c'est pour les conserver à leur usage
séculaire que nous combattons le projet du pont de la
rue de l'Impératrice.

Nous croyons avoir exposé les graves conséquences
qui résulteraient de l'exécution du pont de la rue de
l'Impératrice ; et si nous préférons le projet du pont
fixe à la place du pont suspendu, c'est que, sans détruire, sans mutiler notre port, qui est l'élément le
plus précieux de la fortune et de la richesse de notre
cité, il donne en même temps et à un même degré
satisfaction à tous les intérêts.

La question d'un pont fixe à Rouen préoccupe à
juste raison ceux qui s'intéressent à la prospérité de
notre cité, et il est facile à chacun de se faire une opi-
nion sur le mérite respectif des deux projets.

Prenez un plan de Rouen ; tirez deux lignes sur ce

plan, l'une dans l'axe de la rue de l'Impératrice, traversant la Seine et tout le faubourg; l'autre dans l'axe de la rue Grand-Pont ou du pont suspendu, et traversant également tout le faubourg. Vous avez formé ainsi deux lignes qui restent presque parallèles, qui conservent un écartement d'environ 300 mètres. Cette opération faite, et le plan sous les yeux, nous demandons à tout homme désintéressé, impartial, si, au point de vue seul que l'on recherche, la facilité des communications entre les deux rives, l'un ou l'autre projet ne donne pas une satisfaction aussi complète que possible.

Or donc, à moins d'être inspiré par le génie du mal, pourquoi choisirait-on le projet du pont de la rue de l'Impératrice ?

Nous entendons déjà l'objection.... Le projet du pont à la place du pont suspendu n'offre pas un débouché suffisant par la rue Grand-Pont..., tandis que le projet du pont de la rue de l'Impératrice trouve un magnifique et incomparable débouché.... Oui; mais le mouvement le plus considérable ne se fait pas dans ce sens-là, mais bien dans le sens parallèle aux quais; sur dix voitures qui débouchent sur le pont de pierre en allant vers la ville, huit s'écoulent par la voie du quai et deux seulement montent la rue Impériale, qui

offre pourtant aussi un magnifique débouché. Toutes
les raisons portent à croire que, quel que soit le projet
qui s'exécute, le mouvement restera le même dans le
sens du fleuve ; et tout en tenant compte de l'avantage
qu'offre la rue de l'Impératrice, il ne nous paraît pas
assez concluant pour supprimer notre port.

On ne débouche pas d'un pont par un seul côté ;
et si nous acceptons les avantages que peut offrir
sous ce rapport la rue de l'Impératrice, comparons du
côté de Saint-Séver les débouchés que nous offrent les
deux projets.

Par le projet du pont suspendu, nous avons pour
débouchés les quais, la place Saint-Sever, la rue Saint-
Sever et les rues qui accèdent et qui nous mettent en
communication facile avec tout le faubourg et la gare
Saint-Sever.

Par le projet de la rue de l'Impératrice..., il n'y a
aucun débouché ni à l'Est, ni à l'Ouest, ni au Midi ;
tout est à faire, à exproprier, à acheter et à payer....
Et l'argent nécessaire pour réaliser ce projet qui ruine
notre port, et nous entraîne à des dépenses énormes
auxquelles la ville devra si largement contribuer !!!....
Ne vaudrait-il pas mieux aviser à élargir la rue
Grand-Pont, à l'aligner comme on l'a fait pour la
rue des Carmes?... On donnerait ainsi satisfaction à
tous les intérêts et on ferait des économies.

Malheureusement, en critiquant le projet d'un pont que nous croyons être contraire aux grands intérêts de notre cité, nous n'avons pas seulement à discuter un fait matériel, à savoir s'il conviendrait mieux que le pont fût ici ou là. Il faut bien l'avouer, la question d'intérêt général n'est que secondaire pour nos adversaires.

Ils se laissent entraîner avant tout par cette passion de l'époque qui nous attire vers les choses frivoles, futiles, et qui nous fait envisager les choses plus graves au point de vue de l'alignement, du charme des yeux, de la perspective et du décor....

Espérons que, dans notre ville, nous n'avons pas encore assez subi l'influence de ces idées pour nous laisser séduire par la perspective de ce beau panorama que nous fait miroiter le projet du pont de la rue de l'Impératrice. Nous applaudirons de tout notre cœur aux embellissements, aux améliorations de toute sorte dont on voudra doter notre cité, mais à la condition que ce qui contribue aussi à sa grandeur et à sa richesse ne sera ni mutilé ni sacrifié inutilement.

Rouen, le 13 octobre 1868.

F. LARGET ET Cie

Rouen. — Imp. MÉGARD et Cie, rue Saint-Hilaire, 180.

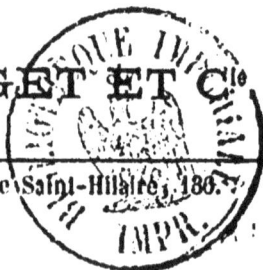

www.ingramcontent.com/pod-product-compliance
Lightning Source LLC
Chambersburg PA
CBHW050401210326
41520CB00020B/6415